Comment soigner l'hypertrophie bénigne de la prostate par les plantes

Comment soigner la prostate grosse sans chirurgie ni médicament

---

Dr Roger Billard

Edition la santé par les plantes

C'est un samedi. Le temps est beau. Nous sommes dans la salle des fêtes d'une Mairie de France. Monsieur le Maire, dans ses habits cérémoniaux des grands jours, est en train de célébrer un mariage. L'heureux couple est là, ainsi qu'une foule d'amis. Mais voilà que notre Maire, alors qu'il officiait en pleine solennité, digne et respectable devant Dieu et devant les hommes, fut soudainement saisi par un souci terre-à-terre : il eut soudain une envie pressante et irrésistible de se soulager. Il a bien essayé de se retenir, mais rien n'y fait, il ne pouvait plus résister. S'il ne trouvait pas une solution, rapidement, quelque chose allait dégouliner de son pantalon, au vu et au su de toute l'assistance, et devant les futurs nouveaux mariés. Alors, contraint, fort contrit et penaud, le Maire bredouilla quelques mots d'excuse, interrompit la cérémonie, et disparut pour cinq minutes, pour aller aux toilettes.

Quel est le gros problème de Monsieur le Maire ?

Hé ! bien, Monsieur le Maire souffrait de l'hypertrophie bénigne de la prostate.

Si vous avez entre 40 et 90 ans, voire plus, voire moins, vous pouvez être aussi concernés par le problème d'hypertrophie bénigne de la prostate (HBP). Dans le monde, environ deux hommes sur trois, à partir des 50 ans, sont touchés par l'HBP, et près d'un millions de personnes en France, de la même tranche d'âge, se trouvent dans cette situation.

Concrètement, toutes ces personnes sont confrontées à des envies d'uriner toutes les heures, ou même toutes les demi-heures, avec, en sus, une miction douloureuse ou inconfortable. En malus, ces personnes, du fait de l'HBP, peuvent souffrir de sérieux problèmes d'érection et donc de vie sexuelle perturbée.

Comment remédier à ce problème ?

La médecine classique propose des traitements à base de produits de pharmacie et d'intervention chirurgicaux qui sont coûteux, laissant parfois des séquelles. Dans tous les cas, ces traitements ne sont pas toujours efficaces.
La médecine douce et naturelle, par le biais des plantes, propose des traitements alternatifs, dont les résultats sont de plus en plus probants, et de plus en plus utilisés de par le monde. Elle a recours à des expériences acculées dans différentes régions du monde où des plantes, à travers leurs feuilles, leurs écorces, leurs fleurs ou leurs racines, ont été employées, avec beaucoup de succès.

Le présent ouvrage, après un aperçu sur l'organe de la prostate, les symptômes de l'hypertrophie bénigne de la prostate et les traitements classiques proposés dans les établissements de santé, fait une présentation détaillée des traitements alternatifs de la maladie par les plantes et les méthodes douces.

CHAPITRE 1 : INFORMATIONS GENERALES SUR LA PROSTATE ET L'HYPERTROPHIE BENIGNE DE LA PROSTATE

1 - Qu'est-ce que la prostate

La prostate est une glande impaire, un organe génital mâle, présent donc uniquement chez l'homme. Sa fonction est de produire le liquide prostatique qui représente environ 30% du sperme. Le liquide prostatique fluidifie le sperme et sert de nutriments pour les spermatozoïdes qu'il protège, par ailleurs. Il rend le sperme alcalin, ce qui permet aux spermatozoïdes de survivre dans le milieu acide du vagin de la femme.

La prostate se situe en-dessous de la vessie, en arrière du pubis, en avant du rectum. Il entoure, dans sa partie initiale, l'urètre, le canal par lequel sont expulsés l'urine et le sperme. Il se trouve ainsi à la confluence formée par l'urètre et des voies spermatiques. Il est lui-même enveloppé dans un tissu conjonctif. Son volume croit de la naissance à la puberté pour se situer, pour un adulte sain, au poids de 20 à 25 g et à la taille d'une balle de ping-pong.

Figure N° 1 : Situation de la prostate dans le corps humain

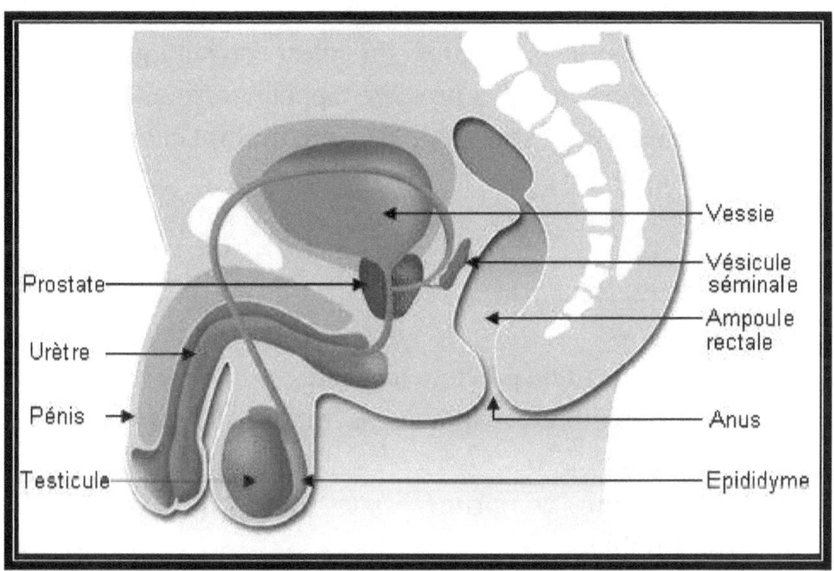

Figure N° 1 : Situation de la prostate dans le corps humain

2 - Qu'est-ce l'hypertrophie bénigne de la prostate (HBP)

La prostate, à partir de 40 ans, commence à grossir chez l'homme. Lorsque son volume devient important, il comprime l'urètre et gène l'évacuation des urines par ce canal. On parle alors d'adénome de la prostate, ou d'hyperplasie, ou d'hypertrophie de la prostate. Cette hypertrophie de la prostate est, dans la plupart des cas, bénigne, on l'appelle dans ce cas « Hypertrophie bénigne de la prostate » (HBP).

Bénigne par ce que les tissus hypertrophiés ne sont pas de nature cancéreuse, sinon, il serait alors question d'hypertrophie maligne ou de cancer de la prostate. Cette hypertrophie est le résultat d'une prolifération des cellules épithéliales et stromales du tissu prostatique. C'est une partie de la prostate, appelée « zone de transition » qui est le siège de cette multiplication anarchique des cellules.

Les trois schémas ci-après, montrent, successivement :

- Une vessie et une prostate normale ;
- Des lésions microscopiques asymptomatiques de la prostate ;
- Un urètre comprimé par une prostate hypertrophiée.

La prévalence de l'HBP est d'environ 10% à l'âge de 30 ans, 50% à l'âge de 60 ans et 90% pour les 85 ans et plus.

Figure N° 2 : Evolution du volume de la prostate

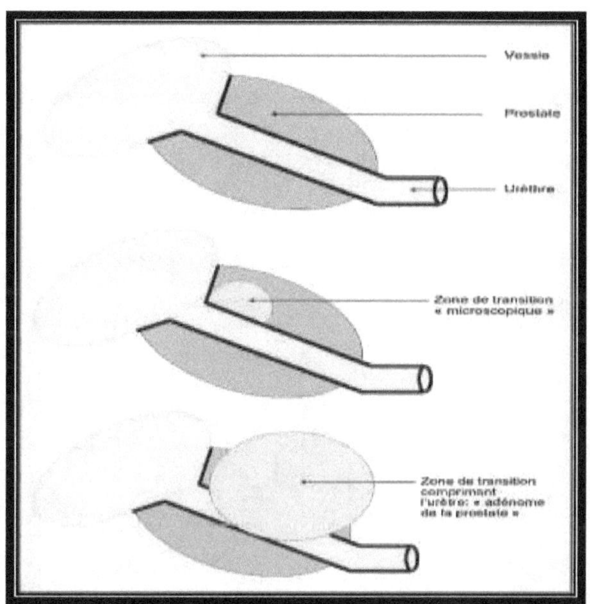

Source : P.-E. Briant, A. Ruffion ; Référence : Prog Urol, 2009, 19, 4, 274-27

Figure N°3 : Schéma d'une prostate normale et d'une prostate hypertrophiée

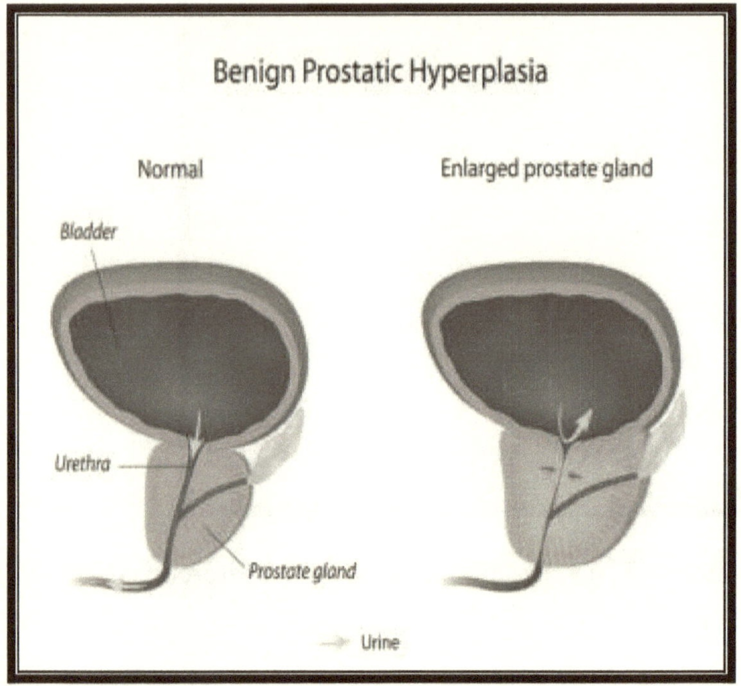

**Source : Santé, nature, innovation –
Dans « Prostate, protocole naturel »**

3 - Les problèmes de vie posés par l'hypertrophie bénigne de la prostate

L'HBP cause différentes gênes, voire même plusieurs problèmes majeurs dans la vie de l'homme au quotidien. Les principaux sont les suivants.

- **Les problèmes liés à la miction** : Les hommes, atteint de ce mal, doivent fréquemment aller aux toilettes pour se soulager, jusqu'à six ou sept fois la nuit, et davantage encore au cours de la journée. Ceci est très gênant pour le sommeil, pour l'activité professionnelle et pour la vie en société tout court. Vous vous trouvés en pleine réunion, et il faut s'absenter toutes les heures pour se soulager, ce qui n'est pas du tout commode et convenable. Cette gêne s'accompagne même d'une difficulté à uriner, d'une lenteur à commencer la miction, d'une faiblesse du jet urinaire qui peut même être saccadé.

L'homme malade est parfois saisi d'une envie pressante d'uriner, alors que peut-être, il se trouve dans sa voiture, ou en pleine séance de travail avec des partenaires, et, fautc d'aller rapidement aux toilettes, il peut uriner dans ses culotes. En outre, l'évacuation de l'urine de la vessie se fait de manière incomplète. Il s'en suit un résidu d'urine qui reste en permanence dans la vessie, ce qui favorise le développement de diverses bactéries pouvant entrainer des inflammations et autres maladies de la prostate. Le problème peut aller même jusqu'à l'impossibilité d'uriner (Rétention urinaire).

-   **Les problèmes d'érection** : Le gonflement de la prostate vient comprimer les vaisseaux sanguins qui irriguent la verge et la région sexuelle. Ceci entraine des difficultés pour avoir une érection forte et persistante pour permettre la pénétration vaginale. A cela peut s'ajouter des difficultés d'éjaculer. La vie sexuelle du couple s'en trouve ainsi fortement perturbée et l'harmonie des partenaires mise à mal.

- **Les complications** : L'HBP peut conduire à de graves complications telles que :

- L'impossibilité absolue d'uriner : Cela arrive quand la pression de la prostate est trop forte jusqu'à obturer complètement l'urètre, empêchant la vessie de se vider de son contenu. Le malade ressent alors de vives douleurs. Une intervention urgente s'impose dans ce cas, avec la nécessiter de placer une sonde pour évacuer l'urine de la vessie. Il est à noter, cependant, que ces cas extrêmes sont assez rares.

- Les calculs urinaires : il peut se produire des dépôts de minéraux dans la vessie provoquant des calculs urinaires, et entrainant des infections, ainsi qu'une inflammation de la paroi de la vessie, avec un empêchement d'évacuation de l'urine.

- Une distension des parois de la vessie : le volume accru de la prostate peut tendre les parois de la vessie et favoriser son vieillissement précoce. Elle perd alors de sa force et de sa souplesse.

- L'altération des reins : Les reins peuvent perdre, avec le temps, leur capacité de filtrage du sang, du fait des infections dont ils sont l'objet à cause de la rétention en permanence de l'urine dans la vessie. On peut ainsi aboutir à une insuffisance rénale à long terme.

CHAPITRE 2 : LE TRAITEMENT DE L'HYPERTROPHIE BENIGNE DE LA PROSTATE PAR LA MEDECINE CLASSIQUE

Le traitement de l'HBP par la médecine classique comporte beaucoup de limites et de nombreux effets indésirables plus ou moins gênants.

On va les passer en revue, en précisant les avantages et inconvénients de chacun.

1 - Les traitements par les médicaments de synthèse

Le béta-sitostérol : Des essais cliniques réalisés en 1999 ont montré que le béta-sitostérol a des résultats positifs sur la facilitation de la miction (la facilité d'uriner) mais n'a pas d'incidence sur la réduction du volume de la prostate. Ce produit est disponible en pharmacie.

Les alpha-bloquants : Les alpha-bloquants utilisés pour soigner l'HBP sont la doxazosine, la térazosine, l'alfuzosine, la tamsulosine et la silodosine. Ces médicaments favorisent l'écoulement de l'urine en détendant les muscles lisses de la prostate et du col de la vessie. Ils ont cependant des effets secondaires dont, l'hypotension, la fatigue, la congestion nasale et les troubles de l'éjaculation.

Les inhibiteurs de la 5-α réductase : Ces médicaments agissent sur le volume de la prostate en inhibant la production de l'hormone responsable de la croissance de la prostate. Les résultats peuvent durer plusieurs années, mais ils ont des effets secondaires : A l'arrêt du traitement, les symptômes de baisse de la libido et de troubles d'érection réapparaissent. Des cas de dépression ont aussi été signalés.

Les anticholinergiques : Les anticholinergiques utilisés contre l'HBP sont l'oxybutynine, la toltérodine et le chlorure de trospium. Ils combattent l'incontinence urinaire. Les effets sont toutes fois très modestes.

Les inhibiteurs de la phosphodiestérase : Les inhibiteurs de la phosphodiestérase sont essentiellement le sildenafil, le tadalafil et le vardénafil. Ils soigneraient les symptômes de l'HBP, mais en janvier 2013, au Royaume-Uni, le National Institute for Health and Clinical Excellence n'a pas recommandé l'utilisation de ces produits contre l'HBP par manque de preuves fournies par le fabricant.

2 - Les traitements chirurgicaux classiques

La chirurgie ouverte ou par voie haute : Elle est pratiquée pour des volumes de prostate supérieurs à 50 cm3. Le traitement chirurgical consiste, soit en une prostatectomie, c'est-à-dire en une ablation totale de la prostate, soit en une adénectomie, c'est-à-dire une suppression du seul adénome. Cela se fait par voie haute et est seulement envisagé en cas d'échec du traitement médicamental et du traitement radiologique. L'intervention chirurgicale peut présenter de nombreuses complications, à savoir :

- La rétention urinaire ;
- La constitution de caillots de sang dans la vessie ;
- Les hémorragies ;
- L'infection par des agents microbiens ou bactériens ;
- L'éjaculation rétrograde ;
- L'incontinence, le plus souvent transitoire ;
- Le rétrécissement du diamètre de l'urètre.

La résection endoscopique transrectale ou Résection endo-urétrale de la prostate (REUP) : Elle est généralement pratiquée quand le volume de la prostate est inférieure à 50 ml. Cela consiste à retirer la partie hypertrophiée de la prostate par voie basse ou naturelle, en maintenant l'enveloppe de la prostate. Pour ce faire, on introduit un endoscope spécial appelé résecteur dans l'urètre afin de retirer des petits morceaux de la prostate, jusqu'à retirer toute la partie hypertrophiée de l'organe. Cette intervention conduit à une normalisation du flux urinaire dans 80 % des cas et améliorer les symptômes dans 90 % des cas

L'inconvénient majeur de cette technique est l'éjaculation rétrograde. C'est-à-dire que lors de l'orgasme, le sperme, au lieu de s'accumuler dans la prostate et s'écouler par l'urètre, s'accumule plutôt dans la vessie. Ceci peut occasionner la stérilité.

Les complications qui peuvent survenir lors de l'opération sont les suivantes :

- Les hémorragies ;

- La constitution de caillot de sang dans la vessie ;
- L'incontinence.

L'incision cervicoprostatique *:* Il s'agit de réaliser une incision transrectale du col vésical et de la prostate. L'objectif n'étant pas de réduire l'hyperplasie mais de réduire la résistance de sortie de la vessie. Pour ce faire, on utilise un résecteur, non pour réséquer la prostate, mais pour réaliser une à deux incisions sur l'urètre prostatique et sur le col vésical. Cette technique est utilisée pour des volumes de prostate ne dépassant pas 30g. L'inconvénient majeur est l'éjaculation rétrograde.

3 - Le traitement radiologique

Il s'agit notamment de la radiofréquence interstitielle. Il consiste à introduire, sous anesthésie, un endoscope comportant deux antennes qu'on insère dans le tissu prostatique. L'appareil délivre alors une énergie de radiofréquence qui provoque des lésions de nécrose dans la prostate. L'inconvénient majeur de cette technique est le syndrome d'irritation qui peut persister pendant plusieurs semaines. Cette technique est cependant moins efficace que les traitements chirurgicaux.

4 - Les Traitements endoscopiques par le laser

Ces traitements consistent à utiliser un endoscope pour introduire des fibres laser dans la prostate et permettre alors d'opérer selon deux techniques :
- La vaporisation laser : On utilise des lasers délivrant une haute énergie capables de vaporiser les tissus. Cette

technique est simple à maîtriser et est moins hémorragique.

- La résection laser : Il s'agit de découper la prostate par voie endoscopique et d'envoyer les morceaux dans la vessie. Un broyeur y est ensuite introduit pour broyer les morceaux de prostate en petits fragments pouvant être éliminés par voie urinaire.

5 - La Thermothérapie

On place des sondes dans l'urètre et dans le rectum, et à l'aide d'une machine, on délivre des micro-ondes produisant de la chaleur. L'efficacité de cette technique s'est révélée faible, ce qui a conduit à son abandon.

6 - Les prothèses intra-prostatiques

Il s'agit de poser des prothèses, temporaires ou définitives, dans l'urètre, pour permettre l'écoulement des urines.

CHAPITRE 3 : LE TRAITEMENT DE L'HYPERTROPHIE BENIGNE DE LA PROSTATE PAR LES PLANTES ET LES METHODES NATURELLES

1 – La Tisane Ezee Flow pour la prostate

La Tisane Ezee Flow pour la prostate a été élaborée par Nick Jerch, le fondateur de Bell Lifestyle.

Cette tisane naturelle, consommée sous forme de thé, est recommandée pour le traitement, naturelle, de l'hypertrophie bénigne de la prostate.

Ses propriétés curatives sont les suivantes :

- Une réduction significative du volume de la prostate ;
- Une résolution des problèmes d'érection avec un retour à une vie sexuelle épanouie en permettant des rapports sexuels normaux et satisfaisant pour les deux partenaires ;
- Une Facilitation de la miction en évitant le goutte-à-goutte des urines et la miction fréquente et douloureuse ;
- Une réduction de la fréquence de la miction en permettant des nuits reposantes ;
- Un rétablissement de la force du jet urinaire, une augmentation du débit urinaire et une miction complète.

La Tisane Ezee Flow a été mise au point à partir de douze plantes, dont la canneberge et la camomille.

Nick Jerch explique comment il a mis au point le produit : « Après quelques expériences, j'ai concocté un mélange de 14 sortes de thé différentes. Au bout de 3 jours, chacun des ingrédients, mélangés en quantités différentes, m'apportèrent le soulagement tant désiré. Des amis qui devaient se lever plusieurs fois chaque nuit pour se rendre aux toilettes l'essayèrent aussi et furent soulagés tout aussi rapidement (l'un d'eux après 4 jours, un autre après 5 jours, et un autre pouvait dormir toute la nuit sans se lever après seulement 9 jours). Ils étaient tous ravis. Les interruptions de sommeil peuvent devenir un sérieux problème car vous risquez de ne pas pouvoir vous rendormir. Vous êtes fatigués le lendemain et pouvez difficilement être productifs pour la durée entière de votre travail. En prime, tout le monde aime l'arôme et le goût du thé ».

Le mode d'emploi est le suivant :

Il faut prendre la Tisane à jeun, c'est-à-dire, 30 minutes avant les repas, ou deux heures après les repas. La Tisane est conditionnée en sachets de quelques grammes qu'il faut préparer ainsi qu'il suit : Prendre un récipient et y mettre un sachet de Ezee Flow. Ajouter cinq verres d'eau, des verres de 25 cl, soit un volume total de 100 cl. Faire bouillir pendant dix minutes, puis continuer la cuisson à feu doux, pendant vingt minutes, ensuite, laisser refroidir et conserver dans un thermos. La posologie de la prise est d'un verre de 25 cl de la Tisane ainsi préparée, deux fois par jour, le matin et le soir, à jeun, c'est-à-dire 30 mn avant le petit déjeuner ou 2 heures après, pour le cas d'une prise le matin, et 30 mn avant le dîner ou 2 heures après, pour prise le soir.

Selon la grosseur de la prostate, il peut être nécessaire de suivre le traitement pendant 2 à 3 mois pour avoir des résultats significatifs.

Ceci est pour un traitement curatif. Pour le traitement de maintien, après que les résultats escomptés aient été obtenus, est une prise d'un verre par jour, toujours à jeun.

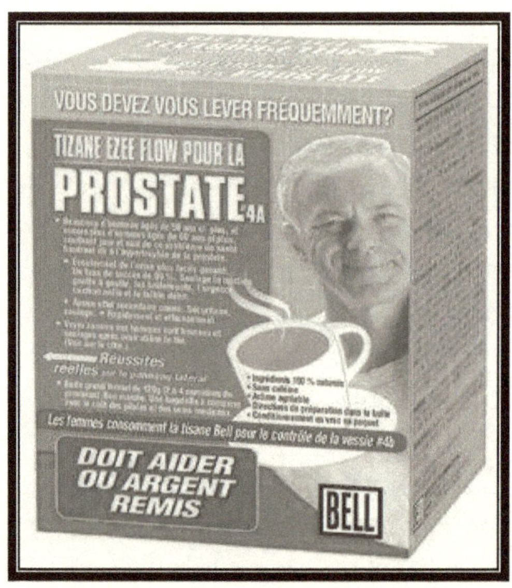

Figure N° 4 : Une boite conditionnée de la Tisane Ezee Flow

L'initiateur du produit rapporte les témoignages ci-après, de personnes ayant fait usage du produit :

Ronald St-Martin, St-Robert, QC : J'ai retrouvé ma joie de vivre. J'ai commencé à boire votre tisane, et dans les jours qui suivaient une légère amélioration fût constatée. Après 4 semaines un soulagement de 90 %. Je suis un homme heureux. Je me levais 5 à 7 fois par nuit en plus de changer régulièrement de sous-vêtements. Maintenant je me lève 1 à 2 fois par nuit et je n'ai plus de problèmes d'écoulements. Je voulais vous écrire juste pour vous dire que je suis très satisfait car j'ai retrouvé ma joie de vivre.

J. Marc Larrivé, Matane, QC : La tisane Bell m'a fait entièrement du bien, elle a changé ma vie. Je la recommande à toutes personnes qui comme moi avait de la misère à uriner. J'ai constaté de l'amélioration dès les premiers jours. Je continue d'en prendre ça fait tellement du bien. Je me sens mieux à 100 % après un mois. Merci à vous.

André Nadeau, 66, St-Anne de Sorel, QC : 10 ans de souffrances apaisées ! Je prends la Tisane Ezee Flow pour la prostate depuis 4 mois et je me sens comme un jeune homme. Auparavant, j'avais essayé des remèdes et des médicaments qui n'avaient pas grand effet. Je l'ai dit à plusieurs de mes amis qui eux aussi on eut du succès. Je suis très satisfait. Aucun effet secondaire du tout.

Où se procurer le produit ? Vous pourrez avoir la Tisane aux adresses suivantes :

NATURO SANTÉ: Carrefour Saint-Georges; 8585, boul. Lacroix St-Georges de Beauce, QC. CA G5Y 5L6 ;Téléphone : 418 228-9735.

New Life Health et Natural health SPA: Phone: (243) 082 577 5588; Email: info@newlife-health.com

New Life Health et Natural health SPA: 256 avenue du Flambeau; Bon Marché Kinshasa. Tel: +243 81 388 7361 ou avenue Luano Num 3 arrêts quado Kitambo, Kinshasa .Tel: +243 81 388 73611.

2 – Les protège-slips à ions négatifs "Angels Secret"

Les protège-slips à ions négatifs « Angels Secret » ont été mis au point par JM Océan Avenue qui est l'union de deux grandes multinationales de markéting de réseau : Océan Avenue et JM International. JM Océan Avenue est présent dans les 5 continents et dans près de 40 pays dans le monde et propose des produits qui sont classés les meilleurs dans le domaine de la santé et le bien-être.

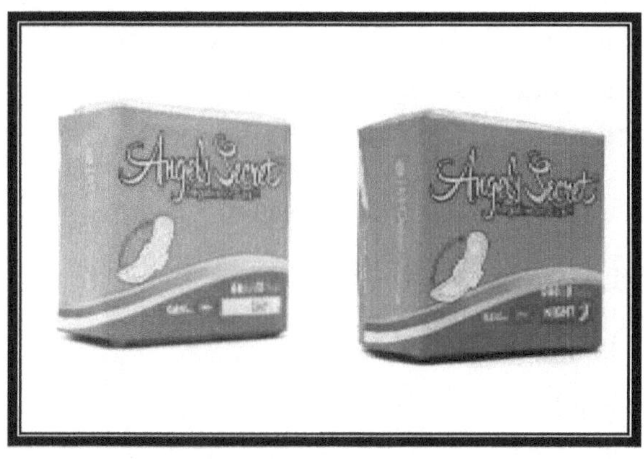

Figure N° 5 : Angels secret pour femmes à gauche, et pour hommes   à droite

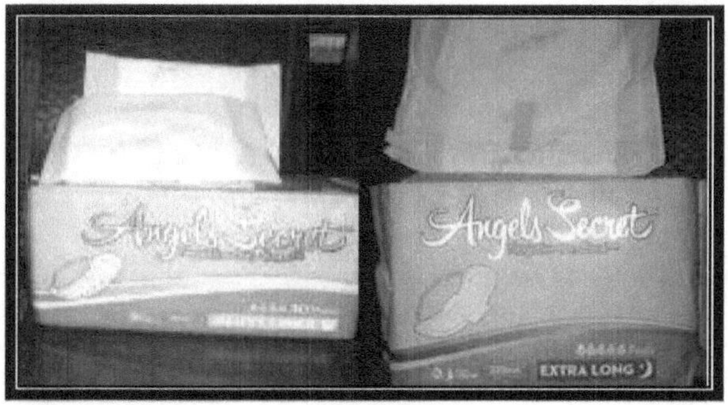

Figure N° 6 : Les serviettes intimes pour femmes à gauche et les protège-slips pour hommes à droite.

Angels Secret peut être utilisé par les femmes sous forme de serviette hygiénique intime, et par les hommes sous forme de protège-slips.

Il a une structure à sept couches protectrices, à savoir :

Première couche : Elle est en coton spécial d'une grande perméabilité permettant un assèchement externe et un grand confort.

Deuxième couche : Il s'agit d'une bande d'anions qui combat les bactéries et les inflammations et élimine les odeurs.

Troisième couche : C'est un canal d'eau spécial fait de coton de haute qualité qui empêche les fuites de liquides.

Quatrième couche : Il s'agit d'un polymère très absorbant qui absorbent instantanément le sang menstruel des femmes.

Cinquième couche : C'est un autre canal d'eau spécial destiné à empêcher les fuites.

Sixième couche : Elle est constituée d'une membrane en film polyéthylène très étanche.

Septième couche : C'est un adhésif en plastique strié.

Angels Secret utilisé par les hommes a résultats majeurs :

Il améliore la libido et fait recouvrer une érection forte assurant des rapports sexuels harmonieux, réussis et satisfaisant pour les deux partenaires. En effet, l'HBP, en comprimant les vaisseaux sanguins de la verge de l'homme, fait que celui-ci, lors de la stimulation sexuelle, n'arrive plus à avoir un pénis rigide et ferme à même de pénétrer le vagin de la femme. Angels Secret restaure cette capacité.

Il combat les diverses infections de la prostate et de la vessie. Du fait de rétention en permanence d'une certaine quantité résiduelle d'urine dans la vessie du fait du volume augmenté de la prostate, diverses bactéries se développent et prolifèrent dans cette sorte de bouillon de culture que constitue l'urine résiduel. Il s'y développe différents germes qui provoquent des infections et des inflammations de la prostate, ainsi que des calculs au niveau des reins. Les ions négatifs contenus dans la bande spéciale d'Angels Secret détruisent tous les germes contenus dans les urines de la vessie et qui auraient commencé à s'incruster dans le tissu prostatique.

Il diminue le volume de la prostate : Après 2 à 3 mois d'utilisation continue, une baisse significative du volume de la prostate est observée, avec ses corollaires de facilité dc la miction, de diminution de la fréquence d'aller aux toilettes.

Angels Secret, employé par les femmes comme serviette intime, a les propriétés suivantes :

Il a une grande capacité d'absorption : Des particules faites de polymères super absorbants garantissent une surface sèche instantanée. Les femmes sont ainsi protégées, avec confort, 24 heures sur 24 heures.

Il est grandement respirant : Une bonne ventilation est assurée par l'utilisation de matériaux qui permettent une excellente circulation de l'air.

La Bande d'Anions Naturels libère près de 6.000 anions par cm3 qui tuent les bactéries et suppriment les odeurs. Par ailleurs, ces anions favorisent le métabolisme de la femme, renforcent la circulation sanguine, régularisent le cycle menstruel, restaurent l'équilibre hormonal et font disparaître les crampes abdominales, sources des règles douloureuses de nombreuses femmes.

Contacts pour joindre JM Ocean Avenue dans le monde et se procurer Angels Secret

E-mail : nancymlmsuccess@gmail.com

Whatsapp : +221766186886

Skype: Martine Dems

Facebook: Nancy Mlm

Pour l'Europe ou l'Amérique, utiliser le lien dessous, mettez SN04285057 comme dans la case "Ambassador ID" et cliquer " I agree " dans la page qui s'affiche ensuite.

https://dist.jmtop.com/backOffice/bo/register?key

3 - Le phyto-médicament ANTEPROST

Anterpost a été mis au point en 2011, par le docteur Henri Charles Ainadou, directeur des laboratoires S3P, sur une base scientifique, à partir d'extraits de quatre plantes originaires du Bénin, à savoir : Caesalpinia bonduc (ADJIKWIN), Fagara xanthoxyloidès (HETIN), Garcinia kola (AHOWETIN), Impérata cylindrica. (SE SEKUN).

Le produit Anterprost a subi des tests cliniques et thérapeutiques avec des malades à qui on a administré le produit pendant 3 mois.

Les résultats de ces essais ont été les suivants :

- Le volume de la prostate a diminué de 30% chez 55% des patients.
- Le PSA (antigène prostatique spécifique en français ; prostate-specific antigen en anglais) a diminué chez 77,8% des cas.
- On n'a pas noté de toxicité pour le foie et les reins.
- Il y a eu une diminution notable des difficultés de miction, de la fréquence d'aller aux toilettes et une baisse de la quantité de l'urine résiduelle.

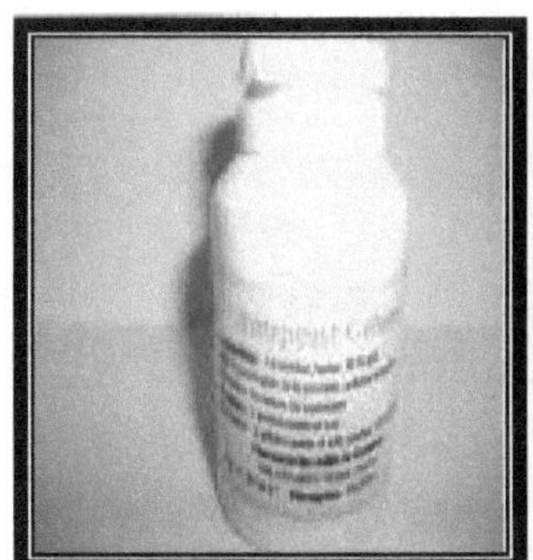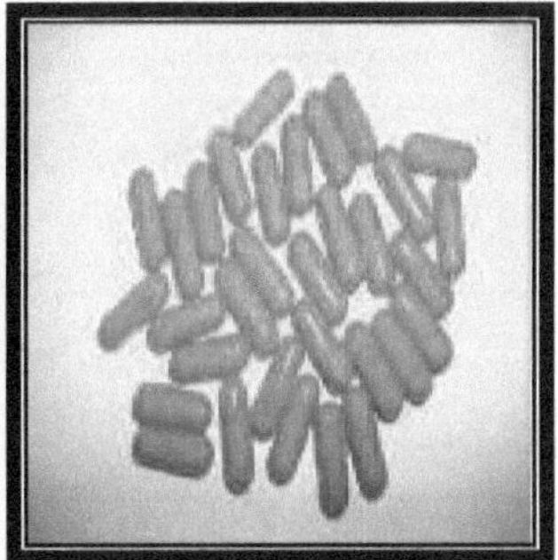

Figure N° 7 : Le produit ANTERPROST

Contacts : Docteur Henri Charles Ainadou ; Pharmacie Saite Adèle ; Echangeur de GODOMEY ; Cotonou ; Bénin.

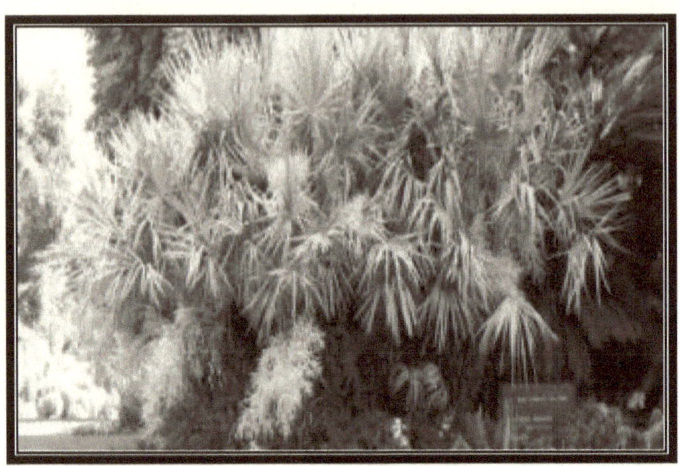

Figure N° 8 : Le palmier nain ou serenoa repens

Le serenoa repens est aussi appelé palmier nain, ou palmier de Floride, ou chou palmiste, ou encore saw palmetto, en anglais. Ses fruits et ses baies contiennent des acides gras à chaine carbonée, de l'huile, du beta sitosterole, du phytostérol et des acides anthraniliques.

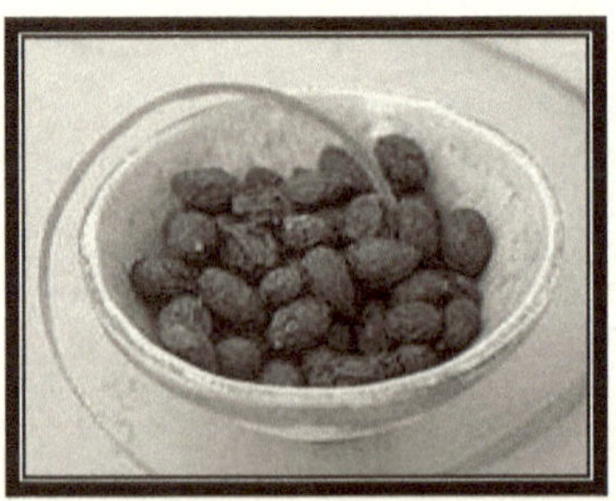

Figure N° 9 : Les baies de palmier nain

L'utilisation des extraits du palmier nain, qu'il est recommandé d'associer à des extraits de racines d'ortie, soulage les difficultés de miction liées à l'hypertrophie bénigne de la prostate en phase I et II, ainsi que la prostatite chronique ou inflammation de la prostate.

La posologie recommandée est la suivante :

- Extrait normalisé contenant 85 % à 95 % d'acides gras et de stérols : Prendre 160 mg, 2 fois par jour.
- Extrait normalisé contenant 25 % d'acides gras et de stérols : Prendre 500 mg, 2 fois par jour.
- Extrait normalisé combiné : prendre chaque jour un supplément contenant 240 mg d'extrait d'ortie et 320 mg d'extrait de palmier nain.

Selon une étude récente, l'utilisation de 320 mg d'extrait de palmier nain par jour réduit les symptômes de l'HBP de 50 %, après 8 semaines d'utilisation.

5 - Le prunier d'Afrique (Pygeum africanum)

Le prunier d'Afrique a pour nom scientifique *Pygeum africanum* ou *Prunus africana*. Son nom anglais est *red stinkwood*. Il appartient à la famille des rosacées (Rosaceae.)

C'est un arbre pouvant atteindre 30 m de hauteur, avec des feuilles de forme elliptiques et épaisses, des petites fleurs blanches et des fruits ronds et rouges. Son tronc   a un mètre de diamètre environ. Il pousse dans les forêts pluvieuses des montagnes de l'Afrique centrale et orientale, à partir de 1 000 mètres d'altitude. Son écorce a une couleur rouge rosé et une odeur d'amande amère.

Il contient une fraction lipidique à acides gras, des phytostérols, des acides triterpéniques pentacycliques et des alcanols linéaires.

Il est utilisé pour traiter la pollakiurie nocturne et l'hypertrophie bénigne de la prostate. C'est un décongestionnant qui réduit l'envie d'uriner et affaiblit le volume urinaire résiduel. L'acide férulique contenu dans l'écorce permet de stopper l'accumulation du cholestérol.

C'est l'écorce qui est utilisée en phytothérapeutie.

La posologie de traitement est la suivante :

- En extrait normalisé dosé à 14% de triterpènes et 0,5% de n-docosanol : prendre 100 mg par jour en une ou deux fois, en cure de six à huit semaines.
- En gélules : prendre 4 gélules par jour, à avaler en dehors des repas.

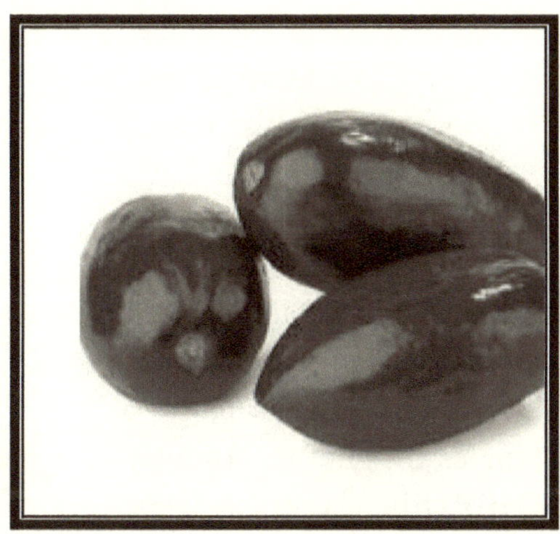

Figure N° 10 : Les fruits du prunier d'Afrique

6 - L'ortie diploïde ou grande ortie (Urtica diocia)

La grande ortie est une plante vivace de 60 à 150 cm de hauteur. Elle est entièrement recouverte de longs poils urticants ou de petits poils souples. Les tiges sont dressées, les feuilles sont bordées de dents triangulaires. Les fleurs sont en grappes. Le fruit est ovoïde.

Selon les noms communs, la plante est appelée ortie, ortie dioïque, grande ortie, ortie piquante, ou ortie commune. Son nom scientifique *Urtica dioica*. Elle appartient à famille des urticacées (*Urticaceae*).

La racine d'ortie contient des polysaccharides, des stérols végétaux, des acides terpéniques, des acides gras, des lignanes et des polyphénols.

L'ortie est diurétique, dépurative, antirhumatismale, anti-inflammatoire, antalgique, antimicrobienne, antiulcéreuse, antianémique, hépatoprotectrice, antioxydante, hypoglycémiante, antiallergique, immunostimulante, hypotensive, tonique, galactogène.

Elle soulage les articulations douloureuses ; vient en complément des traitements traditionnels pour les maladies inflammatoires des voies urinaires ; diminue les lithiases rénales ; régule les troubles de la miction liées à l'HBP. Elle est utilisée pour traiter les symptômes du système urinaire inférieur liés à l'hypertrophie bénigne de la prostate. Elle a aussi des actions d'anti-inflammatoire et d'hypotenseur.

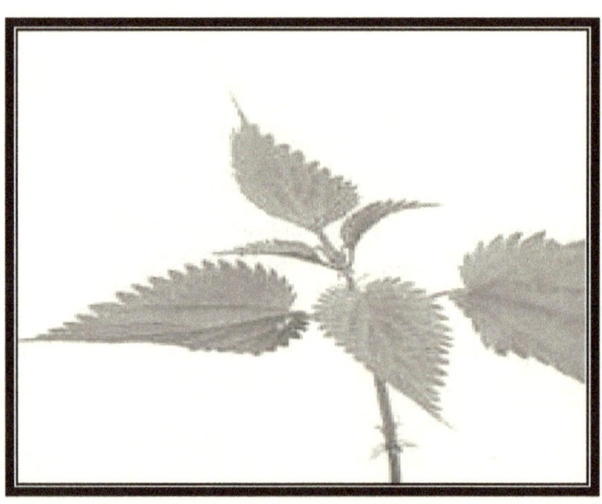

Figure N° 11 :   La grande ortie

La posologie d'utilisation est la suivante :

- En tisane de racines : faire bouillir, pendant dix minutes, 1,5 g de racines en poudre dans de l'eau froide. Laisser infuser dix minutes et filtrer.

- En infusion de feuilles : faire bouillir 3 cuillères à soupe de feuilles séchées dans 500 ml d'eau. Boire plusieurs tasses par jour de cette préparation.
- Nébulisat (100 mg/gélule) : prendre 2 gélules, trois fois par jour.
- En décoction de racines, contre les troubles mictionnels : faire bouillir trois minutes 50 g de racines dans 1 litre d'eau. Laisser infuser vingt minutes. Boire à volonté.

7 - Pollen de fleur de seigle (*Secale cereale*)

Le seigle est une plante herbacée bisannuelle. Son nom scientifique est secale cereale. Elle appartient à la famille des Poacées (graminées). Elle pousse sur des terres froides et pauvres. C'est une graminée de grande taille, avec une hauteur pouvant atteindre 1,5 m pour certaines variétés. Son épi est barbu et ressemble à celui du blé. Les épillets ont deux graines dont les glumelles s'ouvrent lorsque le grain arrive à maturité.

Le pollen de fleur de seigle agit grandement sur la prostate. Il soulage les symptômes de l'HBP, soigne la prostatite et le grossissement de la prostate. Il aide à détendre le muscle de la vessie et celui entourant l'urètre pour faciliter le passage de l'urine. Il a une activité antimutagène sur les cellules prostatiques, réduirait les effets toxiques du cadmium, un inducteur probable de l'hyperplasie. Il réduit la taille de la prostate en contrebalançant le taux de dihydrotestostérone (DHT).

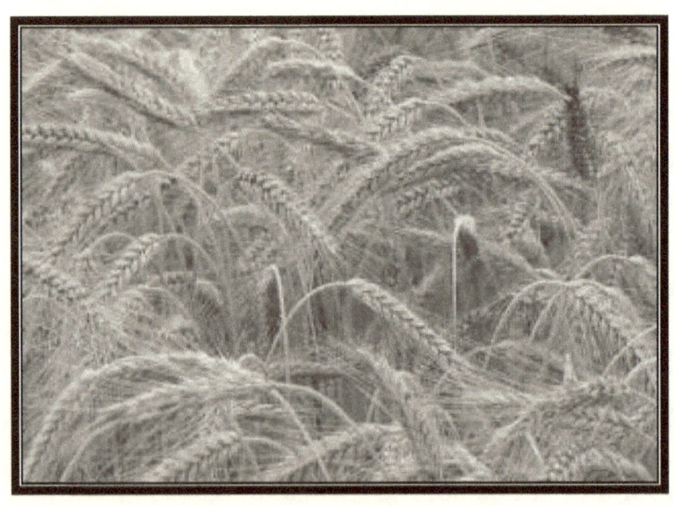

Figure N° 12 :   Les épis de seigle ou *Secale cereale*

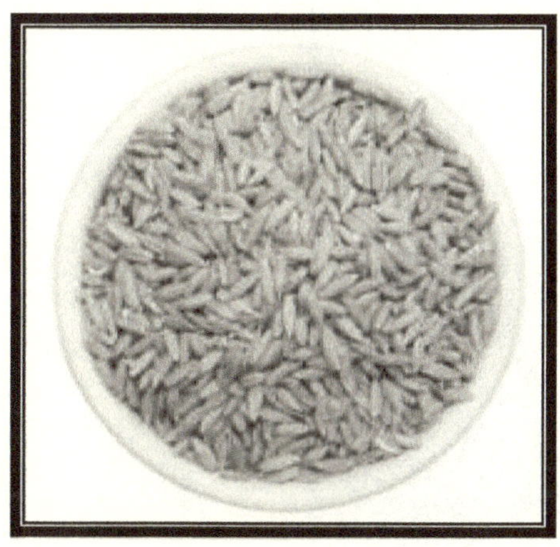

Figure N° 13 : Les graines de seigle

8- L'épilobe (Epilobium angustifolium)

L'Épilobe est une plante herbacée vivace du genre Chamerion et de la famille des Onagraceae. Elle pousse dans toutes les zones tempérées de l'hémisphère nord. La tige peut atteindre 0,5 m à 2,5 m de hauteur, la racine est rampante et les feuilles nombreuses mais peu denses, alternes, sessiles, entières, lancéolées et très allongées. Les fleurs sont grandes et de couleur rose-pourpre vif, possédant 4 pétales étalés en croix, un peu inégaux. Les 8 étamines et le style sont incurvés vers le bas. Le fruit est une capsule linéaire rouge-brun pleine de semences, qui s'ouvre par des fentes au sommet.

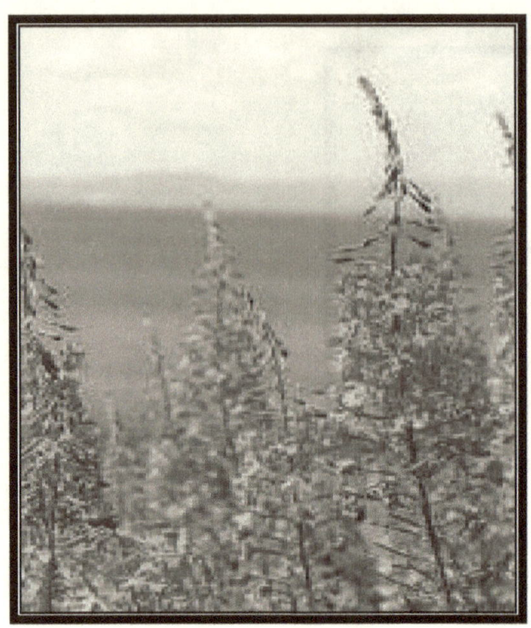

Figure N° 14 : Epilobe en épis

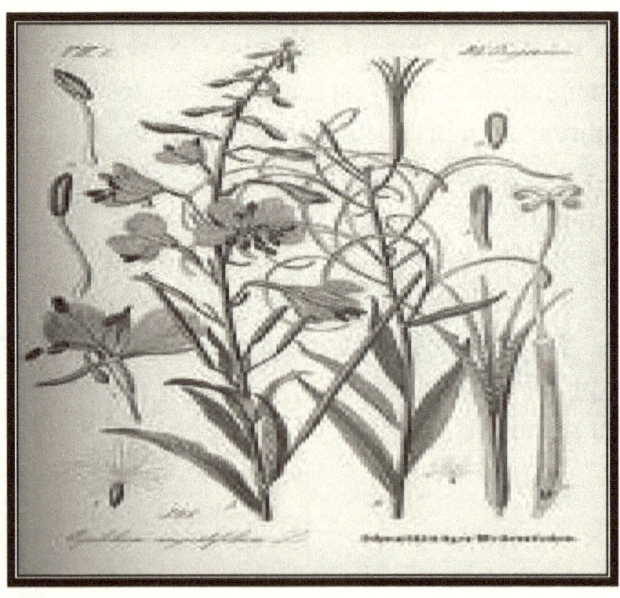

Figure N° 15 : Planche botanique d'*Epilobium angustifolium*

Ce sont les feuilles qui sont utilisées en phyto-thérapeutie. On peut se procurer ces feuilles dans les herboristeries. On recommande 30 g par litre d'eau bouillante, à boire pendant la journée.

9– Les graines de lin

Le lin est une plantes dicotylédones de la famille des Linaceae. Il est Originaire d'Eurasie. Elle est cultivée pour ses fibres textiles et ses graines oléagineuses.

Les graines de lin sont très riches en acide alpha-lino-lénique (ALA), en oméga 3 qui contribue à protéger l'organisme contre de nombreuses maladies.

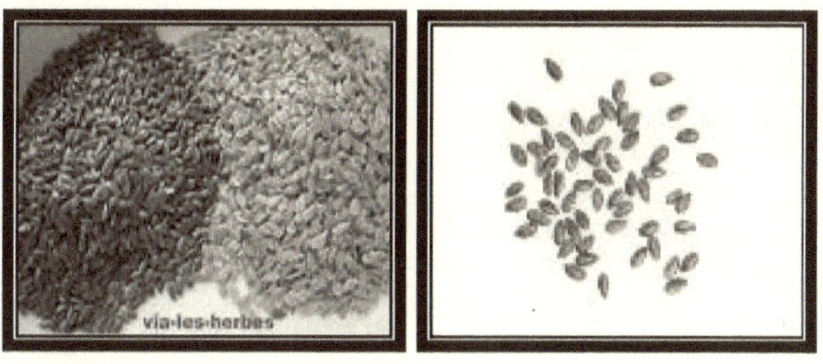

Figure N° 16 : Les graines de lin

La consommation des graines de lin, compte tenu de leur forte teneur en oméga 3, protège l'organisme contre les maladies cardiaques et l'arthrite. Ces graines pourraient aussi réduire le risque du cancer du sein dû à une , notamment grâce à la transformation des lignanes du lin en molécules de type œstrogène. Riches en fibres solubles, les graines de lin sont indiquées pour éviter la constipation. Par ailleurs, la graine de lin possède des propriétés antioxydantes, ce qui est intéressant pour perdre du poids. En effet, les oméga 3 des grains de lin sont des brûleurs de graisse et assurent en plus un effet laxatif naturel.

En plus de tous ces avantages, les graines de lin, avec les lignanes qu'elles contiennent, améliorent les symptômes urinaires après plusieurs mois de consommation.

La posologie est la suivante :

Il faut moudre les grains de lin avant de les manger. Les gaines une fois moulues, peuvent se consommer 2 à 3 fois par jour, avec beaucoup d'eau, avant les repas, en utilisant une cuillère à soupe comme mesure. On peut aussi ajouter des grains de lin broyés dans de la soupe, de la salade, des gratins et même dans de la pâtisserie.

L'huile de graines de lin, qui contient environ 7 g d'acide alpha-linolénique par cuillère à soupe de 15 ml, peut se consommer 1 à 2 fois par jour.

CONCLUSION

Le traitement de l'hypertrophie bénigne de la prostate par les plantes s'avèrent nettement avantageux par rapport aux traitements classique par ce qu'ayant une meilleure efficacité, un moindre coût, et moins d'effets indésirables.

Cependant, parmi toutes ces plantes proposées, il est difficile de déterminer quelle solution sera la plus efficace si vous souffrez d'HBP. L'expérience a montré qu'il valait mieux associer plusieurs plantes ou substances pour obtenir une amélioration significative des symptômes. Il faut donc privilégier les compléments qui regroupent un ensemble de substances actives.

www.ingramcontent.com/pod-product-compliance
Lightning Source LLC
Chambersburg PA
CBHW051404250726

48656CB00006B/2254